AF403245

DES HÉMORRHAGIES

DANS LES

MALADIES DES REINS

PAR

LE Dʳ FILLIOUX

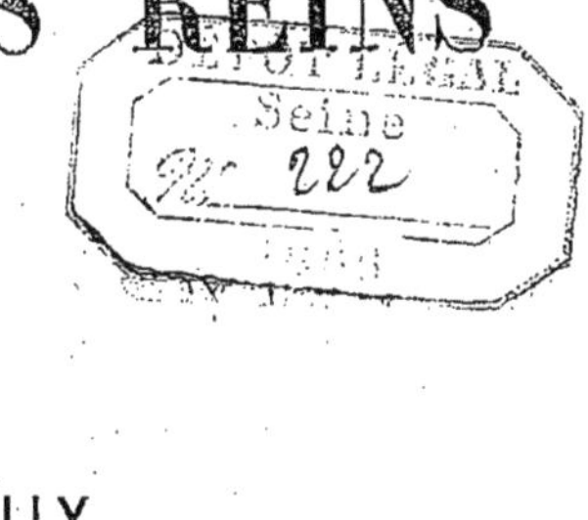

———————

PARIS

A. PARENT, IMPRIMEUR DE LA FACULTÉ DE MÉDECINE

31, RUE MONSIEUR-LE-PRINCE, 31

—

1865

1866

Au meilleur des maîtres

A M. PARROT

Professeur agrégé à la Faculté de Médecine de Paris,
Médecin des hôpitaux, etc.

Reconnaissance sans bornes.

DES HÉMORRHAGIES

DANS LES

MALADIES DES REINS

> Une des gloires les plus réelles de ces auteurs (Erasistrate et Galien) est d'avoir compris que les altérations du sang et du *solide* sont les deux grandes sources de toutes les hémorrhagies.
>
> (Monneret, *Pathologie générale*, t. II, p. 354.)

Depuis le commencement de ce siècle, mais surtout depuis la publication de l'ouvrage de Bright (1), bien des médecins ont donné tous leurs soins à l'étude des maladies des reins. Les uns se sont attachés à décrire minutieusement les altérations anatomiques, les autres ont de préférence étudié la symptomatologie. Néanmoins il est incontestable que la pathologie rénale ne soit encore aujourd'hui parsemée de nombreuses lacunes, aussi bien au point de vue symptomatique qu'au point de vue anatomique. Ce n'est pas dans un travail de la nature de celui-ci et avec mon inexpérience, qu'on pourrait avoir la prétention de répondre à tous ces *desiderato*. Il me faut donc nécessairement, pour tâcher

(1) Reports of medical cases selected with a wiew of illustrating the symptoms and cure of diseases by a reference to morbid anatomy, 1827.

d'être tant soit peu utile, circonscrire nettement mon sujet.

Je passerai complétement sous silence les lésions anatomiques ; la symptomatologie seule fixera mon attention, et encore ne sera-t-il traité ici que d'un seul point, des *hémorrhagies liées aux maladies des reins*.

Ce symptôme, auquel on ne me paraît pas avoir accordé toute l'importance qu'il mérite, n'a certes pas été méconnu jusqu'alors, et cela est si vrai que j'ai dû renoncer à faire un historique général des hémorrhagies dans les maladies des reins, tant sont nombreux les auteurs qui ont écrit sur ce sujet plein d'intérêt. Cependant je ne puis m'empêcher de citer les noms de Bright, Graves, William, G. Johnson, Todd, etc., en Angleterre ; Rayer, Blot, Vieger, Pidoux, Imbert-Gourbeyre, P. Lévi, en France ; Virchow, Braun, en Allemagne ; me réservant, à la fin de cette thèse, d'indiquer dans un tableau bibliographique les principaux mémoires et articles de journaux ayant trait à la matière.

Après les noms importants qu'on vient de lire, il semblerait que l'étude des hémorrhagies dans les maladies des reins doive être épuisée ; il n'en est rien ; cette étude est à peine faite au point de vue clinique ; si, en effet, on a accordé à ces *hémorrhagies* une grande valeur comme symptôme podromique des accidents dits urémiques (Rayer), j'espère démontrer que de leur connaissance exacte dérivent des données pronostiques bien autrement importantes et jusqu'alors méconnues.

Pour ce faire, je vais d'abord rapporter mes obser-

vations et je m'efforcerai ensuite d'en tirer les conclusions qui en découlent naturellement. L'examen de ces
observations démontre que la plupart des organes peuvent devenir le siége de ces hémorrhagies. Aussi, pour
mettre de l'ordre dans l'exposition, seront-elles étudiées successivement dans les différents appareils.

Mais, avant d'entamer cette étude, je dois dire que,
si l'on trouve quelque mérite à ce travail, il le doit en
grande partie à M. le Dr Lancereaux ; ses conseils m'ont
été, en effet, d'une grande utilité pour sa rédaction ; et
c'est lui qui le premier, dès 1863, a attiré mon attention sur les phénomènes hémorrhagiques *secondaires*
des maladies des reins.

OBSERVATIONS.

§ I. — APPAREIL URINAIRE.

Au début de presque toutes les néphropathies il
s'écoule par les voies urinaires du sang mélangé à
l'urine ; ces hémorrhagies, *primitives* pour ainsi dire,
se lient directement à la lésion rénale ; ce n'est pas
d'elles qu'il sera question ici, mais des hémorrhagies
tardives, *secondaires*, qui surviennent à une période
avancée de la maladie, qui se font par toutes les voies
et qui nécessitent, pour se produire, des conditions
qu'il faudra rechercher.

Ces hémorrhagies secondaires ou tardives peuvent-
elles se faire par les voies urinaires elles-mêmes ? Cela

est possible et même très-probable, mais jusqu'à présent, les auteurs sont muets sur ce point.

§ II. — APPAREIL DE L'INNERVATION.

Bright avait trop bien étudié la pathologie des reins pour n'être pas frappé de la fréquence des hémorrhagies dans les maladies de ces organes, et ces hémorrhagies il les observa tout d'abord dans la substance nerveuse. En effet, de 1826 à 1832, il rapporte 8 cas d'apoplexie par épanchement sanguin, soit dans la substance du cerveau (1), soit dans les ventricules (2), soit dans la grande cavité de l'arachnoïde (3).

En 1841, M. Rayer cite ce fait si curieux d'hémorrhagie méningée :

OBSERVATION Ire. (Rayer). — *Pyélite calculeuse latente ; calcul énorme dans le rein gauche, complétement atrophié et transformé en une espèce de coque ; calcul dans le rein et l'uretère du côté droit ; hémorrhagie dans la cavité de l'arachnoïde ; convulsions ; paralysie ; mort.* — M. V....., âgé de 60 ans, entra le 31 mars 1836, à dix heures, à la Maison royale de santé (service de M. Hervez de Chégoin), et y mourut le même jour à neuf heures du soir.

Ce malade, d'une constitution robuste, avait toujours joui d'une bonne santé ; sa femme dit qu'il avait eu, il y a dix ans, une névralgie sciatique, dont il avait été guéri promptement, et qu'il rendait parfois de petits graviers avec les urines. Depuis quelques mois il éprouvait des tintements d'oreille et des étourdissements, à la suite desquels il avait fait plusieurs chutes.

(1) Bright's tabular view, obs. 28, 29, 30, 31, 74.
(2) Bright's report of medical cases, 1826, p. 32.
(3) Guy's Hospital reports, 1832, case 2, p. 350 ; tabular view, case19

Quelques douleurs, éprouvées dans la région des reins, ne l'avaient pas empêché de se livrer à ses occupations habituelles, lorsque, il y a trois semaines, il fut pris de maux de tête plus violents que de coutume, et de difficulté à uriner, et fut obligé de s'aliter. Un chirurgien le sonda et ne trouva rien de particulier dans l'urèthre ni dans la vessie. Pendant quinze jours le malade semblait mieux, lorsque, il y a trois jours, il a éprouvé des mouvements convulsifs (saignée, 12 sangsues dans les gouttières dorsales et lombaires). Cet homme était privé de connaissance, ne répondant point aux questions qu'on lui faisait.

Le 31 mars, jour de son entrée à la Maison de santé, on remarqua des mouvements convulsifs dans les muscles de la face, et une paralysie du mouvement et du sentiment dans la moitié droite du corps. La respiration était embarrassée et bruyante; la région de la vessie était tendue. Le cathétérisme donna issue à 8 onces d'urine trouble et jaunâtre; un demi-verre de pus grisâtre et fétide se déposa au fond du vase. A huit heures du soir, respiration trachéale; extrémités froides; mort à neuf heures.

L'autopsie du cadavre fut faite vingt-quatre heures après la mort. Un coagulum sanguin, étendu en nappe, dans la cavité de l'arachnoïde, recouvre, en grande partie, la convexité du lobe postérieur de l'hémisphère gauche du cerveau; un peu de sang liquide, et un autre petit caillot, existe dans la scissure de Sylvius. 2 onces de sérosité s'écoulent des ventricules cérébraux et du tissu sous-arachnoïdien. Point de foyers récents ni de traces d'anciens foyers apoplectiques dans la substance cérébrale.

Les deux poumons sont fortement engoués et réunis aux parois de la poitrine par des adhérences anciennes. Le ventricule gauche du cœur est hypertrophié; les cavités droites sont un peu dilatées.

L'appareil digestif est sain.

Le rein gauche, transformé en une coque fibreuse, contient un énorme calcul adhérent à la membrane interne du bassinet et des calices; deux autres petits calculs flottants dans la cavité des deux calices; un petit calcul, gros comme une lentille, est arrêté à l'embouchure de l'uretère droit dans la vessie. Un cinquième calcul, gros comme une amande, existe dans le bassinet du rein droit; ce rein, considérablement hypertrophié, offre à sa surface quelques plaques blanches, laiteuses, et plusieurs petits kystes; l'uretère du même côté est dilaté; le rein gauche offre plusieurs foyers de pus logés dans de petites cellules distinctes, et qui ont pris la place des substances tubuleuse et corticale détruites.

On ne saurait, évidemment, songer ici à regarder la pyélite comme fautive de l'hémorrhagie cérébrale ; mais on ne saurait non plus n'être pas frappé de cette *coexistence* de la dégénérescence kystique du rein avec l'épanchement sanguin intra-arachnoïdien.

La même année 1841, M. le prof. Tardieu, alors interne de M. Rayer, attirait l'attention de la Société anatomique sur le fait intéressant d'un jeune scarlatineux, qui devenu hydropique, avait succombé rapidement à une hémorrhagie cérébrale (1).

En 1843, Graves (2) revendique à tort l'honneur d'avoir, le premier, signalé les apoplexies sanguines qui peuvent faire périr les malades hydropiques ; mais il faut lui rendre cette justice, qu'il entrevoit, à ce moment, entre la lésion rénale et l'hémorrhagie cérébrale, une relation non encore indiquée jusqu'à lui, relation que, deux années plus tard, le professeur William affirme, de la façon la plus formelle, dans une de ses leçons :

(1) Bull. Soc. anat. 1841.
(2) Graves. A system of clinical medicens, 1843. Trad française de Jaccoud, 1862.

Obs. II. (William.) — Une femme d'une forte constitution, Mathilda Martin, est apportée dans un état apoplectique. On apprend qu'elle était souffrante depuis environ deux ans. Elle est amenée à l'hôpital le jour même de son attaque, et on diagnostique une hémorrhagie cérébrale. A l'autopsie, on trouve en effet un large caillot remplissant les deux ventricules latéraux, ayant déchiré le *septum lucidum*, et s'étendant au travers du quatrième ventricule, jusqu'à la base du cerveau et du cervelet, de sorte que toute la partie centrale de l'encéphale était envahie, et le cerveau paraissait trop grand pour la cavité crânienne.

Vous eussiez dit, ajoute ce médecin, qu'il s'agissait tout simplement d'apoplexie, et, sans un examen plus approfondi, on aurait pu croire qu'il n'y avait aucun rapport avec l'albuminurie. Ceci m'amène à vous dire que j'ai fréquemment rappelé devant vous que, dans la plupart des cas d'apoplexie foudroyante, où une grande quantité de sang est épanchée, la maladie est connexe avec la dégénérescence granuleuse des reins; ainsi, dans ce cas, le rein gauche atrophié ne pesait pas plus de 2 onces, ce qui est à peu près la moitié du poids normal. La capsule, fortement adhérente au parenchyme, ne pouvait pas se détacher sans déchirure de la substance du rein; celle-ci était parsemée de dépôts larges et épais. Le rein droit était plus volumineux qu'à l'ordinaire; la capsule se détachait plus facilement, mais la glande était très-congestionnée, inégale à sa surface, présentant des dépôts blanchâtres d'une faible consistance; la chaleur et l'acide nitrique décelèrent dans l'urine une abondante quantité d'albumine. Dans la plupart des exemples de dégénérescence granuleuse des reins que j'ai vus, ajoute encore l'auteur, et qui ont été compliqués d'apoplexie hémorrhagique, les tuniques des artères étaient athéromateuses, mais cela n'existait point ici (1).

Le professeur William, comme on voit, ne se borne

(1) Clinical lectures delivered at university college hospital (London medical Gazette, 1845), cité par P. Lévi, th. de Paris, 1864.

pas à constater la coïncidence de la maladie du rein et de l'hémorrhagie cérébrale ; pour lui il y a une relation non douteuse entre ces deux faits ; il indique que c'est dans la dégénérescence granuleuse des reins qu'on rencontre le plus souvent l'apoplexie, et il remarque que cette dégénérescence granuleuse coexiste le plus souvent avec cette lésion des artères dite *athéromateuse.*

En 1852, G. Johnson reconnaît la justesse des vues du professeur William et tente de donner une explication du mécanisme des hémorrhagies dans les maladies des reins (1). et Vieger, peu de temps après, crée une nouvelle théorie (2).

Enfin M. P. Lévi rapporte 6 observations d'apoplexie sanguine dans le cerveau, savoir : 1 d'hémorrhagie cérébrale (Tardieu (3), 1 d'hémorrhagie sous-arachnoïdienne (Goodfelow (4), 1 d'hémorrhagie intra-arachnoïdienne (Blot (5), 3 d'hémorrhagies intra-ventriculaires (Ménière et Basham (6).

Aux faits déjà connus, j'ajouterai les suivants :

Obs. III. — *Hémorrhagie cérébelleuse ayant fait irruption sous l'arachnoïde, dans le quatrième ventricule et le ventricule latéral. Hypertrophie concentrique du cœur. Altération du foie et des reins.* —

(1) Disease of the kidney, by G. Johnson. London, 1852, p. 76.
(2) Recherches cliniques sur l'éclampsie urémique. (Gaz méd. de Strasbourg, 1854).
(3) Bulletin Soc. anat., 1841.
(4) Goodfelow, Maladies des reins.
(5) Blot, th. de Paris, 1849, obs. XXI.
(6) Ménière, Arch. de médecine, 1828. Basham, Mal. des reins, page 97; London, 1862.

Le nommé D..., âgé de 59 ans, serrurier, se rend à son travail le 11 janvier 1865, à 7 heures du matin. Au moment où il défait son paletot, il tourne tout à coup sur lui-même, pousse un cri et s'affaisse ; il pâlit, ses traits s'altèrent, il vomit en s'introduisant les doigts dans la bouche, accuse une céphalalgie très-violente, se dit extrêmement malade et demande une voiture pour être transporté à l'Hôtel-Dieu, où il succombe en arrivant.

Les personnes qui l'accompagnent racontent que ces jours derniers il a fait quelques excès.

Autopsie. Cadavre de haute taille, membres gros et bien développés, décoloration de tout le tégument, rigidité cadavérique extrême, muscles rouges, tissu graisseux pas plus abondant que de coutume.

Tête. Rien au cuir chevelu ; les os sont plus que doublés d'épaisseur, très-durs et très-denses ; on n'y voit plus trace du diploé ; opacité des méninges de la convexité qui renferment des granulations miliaires jaunâtres en assez grand nombre ; sous l'arachnoïde, au niveau du pédoncule cérébelleux moyen, il existe un amas de sang du volume d'un gros haricot, encore demi-fluide et formant à peine un caillot mou, noirâtre ; du sang également noirâtre et demi-liquide se retrouve à peu près en même quantité dans le quatrième ventricule et chacun des ventricules latéraux ; le sang a fait irruption dans ces cavités en venant d'un foyer à parois déchiquetées, situé au centre de l'hémisphère gauche du cervelet ; ce foyer, du volume d'une noix, renferme un sang noirâtre, demi-liquide, commençant à peine à se coaguler. Le tronc basilaire est flexueux, de même que les artères cérébrales postérieures ; les parois de ces vaisseaux sont opalines et parsemées de petites plaques athéromateuses ; nulle part, sur leur trajet, on ne trouve de solution de continuité.

Thorax. Poumons emphysémateux, congestionnés à la base ; dépôts calcaires dans les sommets.

Les cavités du cœur contiennent du sang noir en assez notable quantité ; paroi ventriculaire gauche très-manifestement épaissie et rétrécissement de la cavité ; orifices et valvules intacts ; tissus du cœur un peu mou, flasque, légèrement jaunâtre.

Abdomen. Foie volumineux et épais, très-injecté, d'un brun violet, un peu gras.

Estomac rétréci, rempli d'un mucus épais ; muqueuse épaissie, mamelonée, légèrement pigmentée, parsemée de petites ecchymoses assez nombreuses.

Intestins. Non examinés.

Reins. Légèrement diminués de volume, parsemés de légères dépressions à la surface ; décoloration et teinte jaunâtre portant surtout sur la substance corticale dont l'épaisseur est un peu moindre ; commencement de dégénérescence graisseuse.

Obs. IV. (Lancereaux.) — M. B..., âgé de 38 ans, est d'un tempérament un peu lymphatique, d'une bonne constitution et d'une force plus qu'ordinaire ; il n'a jamais fait de maladies sérieuses ; il habite une petite ville parfaitement située, où il est logé à un rez-de-chaussée. Son père a succombé à une affection calculeuse.

Dans l'été de 1864, tout en conservant ses forces et son appétit, il remarque que sa vue s'affaiblit et vient à Paris consulter MM. Follin et Lancereaux. Après examen ophthalmoscopique, ces deux médecins distingués supposèrent une affection rénale ; et les urines, interrogées aussitôt, donnèrent lieu à un précipité blanchâtre, peu abondant, nullement floconneux. Un examen plus attentif du sujet fit alors reconnaître que la peau avait subi une légère décoloration et que les forces avaient un peu diminué. Néanmoins pas la moindre trace d'œdème. (Ferrugineux et quinquina, infusion de genêts.) Amélioration rapide de la vue ; mais les forces restent diminuées et les urines demeurent albumineuses.

Arrive l'hiver et la maladie s'aggrave ; M. B... maigrit et se décolore de plus en plus, les forces vont sans cesse décroissant ; de temps à autre épistaxis légères (le malade, comme on dit, mouche du sang).

Au printemps dernier il revient de nouveau à Paris et consulte

MM. Rayer et Lancereaux; il est très-affaibli, sa peau est très-décolorée et légèrement jaunâtre; pas la moindre trace d'œdème. Une marche un peu longue essouffle le malade, cependant pas de lésions thoraciques. Quelques jours après l'arrivée à Paris, on constate un bruit de souffle à la région précordiale. (Perchlorure de fer, digitale; vésicatoire à la région précordiale.) Il retourne alors chez lui un peu fatigué de son séjour à Paris, et trois heures après son arrivée (il avait voyagé la nuit), il est frappé d'apoplexie: hémiplégie, facultés intellectuelles obtuses, somnolence, coma; mort au bout de 8 jours (mars 1865).

Obs. V. (Lancereaux.) — *Maladie de Bright, hyperthrophie du cœur, épistaxis, hémorrhagie cérébrale, hémorrhagie rétinienne, métrorrhagie, infiltration sanguine de la muqueuse stomacale.* — La nommée B..., âgée de 32 ans, domestique, entre le 14 mars 1865 à l'Hôtel-Dieu, où elle est couchée au n° 28 de la salle Saint-Antoine (service de M. le prof. Grisolle). Hier elle est tombée foudroyée au milieu de ses occupations et est restée paralysée de tout le côté droit, tout en conservant parfaitement la connaissance, car elle répond très-bien par gestes aux questions qu'on lui adresse.

Résolution complète de tout le côté droit avec intégrité de la sensibilité, aussi bien dans le membre inférieur que dans le membre supérieur; œdème assez marqué du membre abdominal droit, rien dans le gauche. État fébrile assez intense; pouls ample, résistant, à 120; peau chaude, halitueuse, humide; température plus élevée dans la moitié droite du corps que dans la moitié gauche.

Battements du cœur précipités; impulsion énergique; souffle rude, très-fort au premier temps et se prolongeant dans les vaisseaux du cou.

Dans la nuit du 16 au 17, épistaxis considérable qui nécessite le tamponnement. Le matin, altération profonde de la face, pâleur extrême, décoloration des lèvres; intelligence parfaite; langue humide, couverte d'un enduit jaune brunâtre; pas de douleur à l'épigastre ni à l'abdomen; rien de nouveau au cœur; rien dans la poitrine; grande faiblesse.

18. L'épistaxis a continué; diminution plus grande des forces; respiration accélérée (22); pouls à 96; sensibilité légèrement émoussée dans tout le côté droit, intacte dans le côté gauche. Le thermomètre, placé dans l'aisselle droite, marque 37° 1/5, et dans l'aisselle gauche 36° 3/5. Opacité des cornées; exulcération de la cornée droite; abolition de la vue à droite.

19. L'épistaxis ne s'est pas arrêtée; aspect cadavéreux de la face; respiration très-difficile (28); pouls fort, fréquent, à 100; fièvre intense. Mort dans le jour.

Autopsie. OEdème peu marqué des membres inférieurs; décoloration des téguments.

Tête. Rien aux os ni aux méninges; la partie antérieure de l'hémisphère gauche du cerveau est légèrement renflée et manifestement fluctuante; au-dessous du centre ovale de Vieussens, et en dehors du corps strié et de la couche optique, il existe un coagulum sanguin qui commence à 2 centimètres de la pointe du lobe antérieur et se termine au niveau du prolongement postérieure du ventricule latéral; la substance blanche est complétement détruite dans toute cette étendue, et le coagulum est limité seulement par la substance grise des circonvolutions; le coagulum est formé d'un sang noir, analogue à de la gelée de groseille demi-cuite.

Plusieurs petits points hémorrhagiques sur la rétine de l'œil droit.

Thorax. Rien à noter du côté des poumons.

Épanchement de sérosité dans le péricarde; hyperthrophie de la paroi ventriculaire gauche (3 centimètres) et allongement de la cavité qui mesure 9 centimètres 1/2 de la base à la pointe du cœur; vaisseaux et orifices sains; valvule mitrale un peu épaissie; hypertrophie de ses colonnes charnues.

Abdomen. Pas d'épanchement.

Foie et rate volumineux; dégénérescence graisseuse commençante du foie; pancréas ratatiné et induré.

L'estomac a ses dimensions normales; sa muqueuse est remarquable par la saillie de ses replis et la teinte ardoisée de la région

pilorique ; au niveau de celle-ci, taches noires dues manifestement à une extravasation sanguine.

L'intestin est rempli par une matière noire, sa muqueuse est
saine.

Reins diminués de volume (10 cent. de longueur) et pigmentés
dans certains points ; capsule peu adhérente ; surface parsemée
de granulations jaunâtres ; à la coupe, atrophie très-manifeste
de la substance corticale, qui a à peine 2 millimètres d'épaisseur ;
les pyramides paraissent également plus petites et présentent une
coloration blanchâtre tranchant avec celle de la substance corticale, qui est injectée et parsemée de points jaunâtres.

L'utérus est celui d'une femme qui a eu plusieurs enfants ; la
cavité du col renferme des caillots sanguins volumineux.

Pour l'instant je ne remarquerai qu'une seule lésion,
l'hémorrhagie rétinienne. Depuis que M. Laudouzy a
ramené l'attention des observateurs sur l'amaurose des
albuminuriques, et surtout depuis les progrès récents
de l'ophthalmoscopie, cette lésion a été indiquée et dé-
crite bon nombre de fois (1). Aussi je ne ferai que la men-
tionner, sans en rapporter d'autres exemples ; du reste
elle est encore notée dans plusieurs de nos observations.

Avant de conclure sur ce chapitre, je crois qu'il est bon
de rassembler dans un tableau mes observations et celles
consignées dans les auteurs ; cela permettra de les em-
brasser d'un seul coup d'œil et d'en saisir plus facilement les rapprochements et les différences.

(1) Voyez les principaux traités des maladies des yeux, et surtout
la thèse de Métaxas. *De l'Exploration de la rétine*, 1861.

AGE et sexe.	LA MORT est survenue:	SIÈGE de l'hémorrhagie.	LÉSIONS anat. des reins.	AUTEURS.
H. de 60 ans.	11 h. après l'attaque (mars 1836).	Coagulum volumineux dans la cavité de l'arachnoïde. — Artères non examinées.	Dégénérescence kystique complète ; calculs.	Rayer.
F.	Mort rapide	Caillot qui remplit les deux ventricules latéraux, le 4ᵉ ventricule, et ayant déchiré le septum lucidum. — Artères saines.	Dégénérescence granuleuse.	William.
H. de 59 ans.	Environ 5 heures (janv. 1865).	Sang noir à peine coagulé dans l'épaisseur de l'hémisphère cérébell. droit, dans le 4ᵉ ventricule et les ventricules latéraux. — Artères athéromateuses.	Diminution du vol. des reins ; dégén. graisseuse.	Fillioux.
H. de 38 ans.	8 jours (mars 1865).	»	»	Lancereaux.
F. de 32 ans.	6 jours (mars 1865).	Caillot volumineux qui occupe tout le lobe antér. gauche et le ventricule latéral. — Artères saines ; hémorrhagies rétiniennes.	Atrophie des reins ; dégénérescence graisseuse.	Lancereaux.
H. de 18 ans, devenu albuminurique à la suite d'une scarlat. ; résiste à une 1ʳᵉ attaque.	Quelques heures (mars 1841).	Caillots noirs en bouillie dans un foyer, gros comme un œuf de pigeon, siégeant dans la partie postérieure de l'hémisphère gauche. — Artères non examinées.	2ᵉ degré de la mal. de Bright	Tardieu.
F. de 18 ans.	40 minutes après l'attaque (déc. 1848).	Au-dessous de la moitié droite de la tente du cervelet, caillot noir peu consistant, long de 0ᵐ,04, large de 0ᵐ,01, épais de 4 à 5 mm. — Art. non ex.	Reins volumin. ; substance cortic. d'un jaune fauve.	Blot.
F. de 35 ans.	6 heures.	Sang en partie coagulé dans les deux ventricules latéraux, septum médian détruit et couche optique en grande partie ; vaisseaux sains.	Affection rénale supp. à cause de l'exist. d'un œdème consid. pend. la gross.	Ménière.
F. de 40 ans.	9 jours.	Caillot distendant le ventricule latéral gauche ; vaiss. sains.	Idem.	Ménière.
H. de 50 ans.	4 heures.	Caillot dans le pont de Varole, et épanchement intra-ventriculaire ; dégénérescence graisseuse des artères.	Dégénérescence graisseuse des reins.	Basham.
F. jeune.	1 jour.	Épanchement abondant sous-arachnoïdien. Vaisseaux non examinés.	Dégénérescence graisseuse.	Goodfelow.

Voici les réflexions que me fournit ce tableau :

1° Les deux sexes y figurent à peu près pour une part égale, 5 hommes pour 6 femmes.

2° Les hémorrhagies cérébrales qui surviennent dans les maladies des reins sont remarquables par leur abondance ; elles occupent de préférence la partie centrale de l'encéphale, et elles envahissent fréquemment les ventricules cérébraux (6 fois sur 11) ; elles s'observent beaucoup moins souvent dans la cavité arachnoïdienne (2 fois sur 11), et moins encore dans les mailles de la pie-mère (1 fois sur 11). De plus elles sont relativement beaucoup plus rares dans le cervelet et la moelle allongée que dans le cerveau, puisque, sur 11 cas, on n'a eu à enregistrer qu'une seule hémorrhagie cérébelleuse, et une seule hémorrhagie de pont de Varole ; et encore, dans ces deux faits, le sang avait-il gagné les ventricules.

3° Ces hémorrhagies semblent reconnaître des causes occasionnelles. Dans presque tous les cas où leur date a été notée, elles sont survenues au prinptemps et surtout dans le mois de mars. De plus il est probable que la fatigue d'un voyage de nuit chez un de nos malades (obs. 4) et les excès chez un autre (obs. 5) ont joué un certain rôle dans la production de l'épanchement sanguin.

4° Enfin ces hémorrhagies ont coïncidé le plus souvent avec la dégénérescence graisseuse des reins, plus rarement avec la dégénérescence granuleuse ou kystique de ces mêmes organes.

5° Enfin, en même temps que l'altération rénale, les

vaisseaux encéphaliques ont été trouvés souvent athéromateux ou en voie de dégénérescence graisseuse.

§ III. Appareil de la respiration.

Les hémorrhagies de cet appareil, dépendant d'une lésion rénale, doivent être étudiées dans les fosses nasales, les bronches, le poumon et la plèvre.

L'épistaxis est de beaucoup la plus commune, car sa fréquence égale si elle ne dépasse celle de l'hémorrhagie cérébrale qui survient dans les mêmes conditions; aussi a-t-elle été signalée par la plupart des auteurs, et tout d'abord par Bright.

M. Imbert-Gourbeyre émet l'opinion que l'épistaxis se rencontre plus souvent dans l'albuminurie puerpérale que dans les autres formes du mal de Bright (1).

En 1839, M. Rayer rapportait un cas d'épistaxis mortel chez un jeune homme atteint de néphrite simple, toutefois sans oser rattacher directement l'hémorrhagie à la maladie des reins (2). Mais cet observateur ne devait pas tarder longtemps à reconnaître la vraie valeur d'un tel symptôme ; c'est en effet ce que démontre le passage suivant de la thèse de M. Fournier (3):

« Je mentionnerai un symptôme intéressant dont je

(1) Imbert-Gourbeyre. *De l'Albuminurie puerpérale et de ses rapports avec l'éclampsie*, p. 19. In mémoires de l'Académie de médecine, 1856.

(2) Rayer. *Traité des maladies des reins*, 1839, t. I, p. 605, observation X, ch. 6.

(3) Fournier. *De l'Urémie*, thèse d'agrégation, 1863. (Communication orale de M. Charcot.)

dois la connaissance à M. le Dr Charcot. Ce savant médecin m'assure que son attention a été souvent appelée par M. Rayer sur la fréquence des épistaxis dans l'urémie. Ces épistaxis s'observeraient surtout dans les prodromes et seraient remarquables quelquefois par leur répétition, on les rencontrerait aussi, mais plus rarement, dans le cours des accidents nerveux. »

Bien que je regarde l'opinion de M. Rayer comme parfaitement fondée, je crois cependant qu'on peut aujourd'hui dire plus.

Les épistaxis surviennent tantôt à une période peu avancée de la maladie de Bright ou bien lorsque celle-ci va se terminer ; dans les deux cas elles sont remarquable par leur grande tendance à se répéter.

Lorsqu'elles arrivent, le mal étant encore de date récente, elles sont généralement peu abondantes et semblent indiquer que la maladie aura une marche rapide (Obs. IV, p. 28, et obs. VI, p. 490, dans ces deux cas la durée de la maladie a été de deux ans seulement).

Lorsque les épistaxis surviennent à une période déjà avancée de l'albuminurie, ou bien elles viennent terminer la scène pathologique en tuant le malade par leur abondance, ou bien elles annoncent qu'il est sous l'imminence d'accidents nerveux urémiques auxquels il succombera.

Les faits que j'ai déjà cités et les deux suivants me semblent confirmer pleinement cette manière de voir.

Obs. VI. — Albuminurie ; épistaxis ; convulsions ; anasarque généralisée ; variole, érysipèle. Mort. — Dégénérescence graisseuse du foie et des reins ; altération des ganglions. — Hyperthrophie du ventricule gauche ; ecchymoses dans le côlon. — D..., âgé de 23 ans, employé au chemin de fer d'Orléans, entre, le 4 juillet 1863, à l'Hôtel-Dieu, salle Sainte-Jeanne, n° 5 (service de M. Rostan, suppléé par M. Potain, agrégé). Il n'a jamais fait d'autre maladie que celle qui l'amène actuellement à l'hôpital, et qui a débuté en 1861.

Voici le résumé d'une note remise à lui par son médecin, et ayant trait aux phénomènes qu'il a présentés dans les deux années qui viennent de s'écouler.

5 août 1861. Incision du frein de la verge ; deux jours après, écoulement uréthral (le dernier coït date de cinq jours); cuisson en urinant; urines foncées.

Le 13. Douleurs généralisées ; gonflement très-marqué du pied droit.

Le 30. Saignements de nez qui se répètent vingt-deux jours de suite. Urines roussâtres, sanguines.

Vers le milieu de septembre, amélioration qui persiste environ trois mois.

21 janvier 1862. OEdème des paupières et des membres inférieurs. Grande souffrance pendant tout l'hiver. Urines tantôt brunes et roussâtres, tantôt claires et troubles.

D'octobre 1862 à avril 1863, l'œdème prend des proportions considérables et ne peut être soulagé que par des mouchetures pratiquées à diverses reprises.

En mai 1862. Pleurésie droite. Le malade vient à Paris et consulte M. Rayer qui le déclare atteint d'une néphrite albumineuse chronique.

État actuel. Anasarque généralisée ; œdème des paupières, de la face et du cou ; la tête est renversée en arrière. — Enflure considérable de l'abdomen et des membres inférieurs, au niveau desquels la peau est luisante, extrêmement tendue et semble sur le point d'éclater. Infiltration des bourses ; ganglions de l'aine engorgés (cet engorgement peut tenir aux dernières mouchetures faites sur les membres inférieurs et qui ne sont pas encore cicatrisées). — Sécheresse de la peau.

Urines facilement rendues, pâles, décolorées, un peu troubles, mousseuses, précipitant abondamment par la chaleur et l'acide nitrique. Elles contiennent des cellules épithéliales, des tabuli du rein remplis de noyaux graisseux, des leucocythes et des globules sanguins. (Ex. microsc.)

Jamais de céphalalgie ni de troublés de la vue.

Anorexie; langue humide; pas de diarrhée. Ascite considérable qu'indiquent la percussion et une sensation de flot très-marquée.

Un peu de dyspnée. Traces de pleurésie à droite et en arrière; respiration très-pure en avant, de même que dans tout le poumon gauche.

Souffle accompagnant le premier bruit normal du cœur. Souffle continu très-fort sous les vaisseaux du cou.

Prescription : Tisane d'uva ursi. — Quinquina et tannin. — Bains de vapeurs.

7 juillet. La vue se brouille. Vomissements qui se répètent à partir de ce jour.

Le 11. Céphalalgie gravative; somnolence. — L'œdème a considérablement augmenté. — Constipation. — Miction involontaire; urines fortement albumineuses. — A la fin de la visite le malade est pris de convultions qui siégent exclusivement dans tout le côté gauche de la face; la paupière cligne précipitamment, la commissure labiale est soulevée par de petits mouvements rapides, les muscles sont le siége de petites contractions fibrillaires extrêmement rapides; le côté droit de la face est impassible, l'œil droit reste ouvert; il y a eu dans la nuit trois ou quatre attaques convulsives semblables. — Fièvre légère, pouls à 96.

Tisane de genista scaparia; purgatif (scammonée, jalap et calomel); bains de vapeurs.

Les jours suivants, même état, moins les attaques convulsives; on répète les purgatifs qui amènent une diarrhée persistante.

Le 16 juillet, on constate sur l'œil gauche une large ecchymose sous-conjonctivale qui siége en dehors de la cornée.

Le 28. Les purgatifs ont été continués. Diminution considérable de l'œdème; toujours de la diarrhée. — Fièvre, pouls à 104; douleurs lombaires violentes; le malade a eu du frisson hier; un peu de mal de gorge. Le lendemain, même état.

Le 30. Apparition sur la peau de boutons qui prennent bientôt tous les caractères des pustules varioliques.

6 août. Plus de traces de la varioloïde, dont la marche du reste n'a rien présenté de particulier. — Accroissement de l'œdème.

Le 7. Douleur vive à la partie supérieure de la cuisse gauche. Plaque érysipélateuse de la largeur de la main. — Fièvre intense.

Le 8. L'érysipèle a beaucoup grandi; rougeur intense; douleur insupportable. — Urines très-peu abondantes, beaucoup de dysurie. — Augmentation considérable de l'anasarque. — Diarrhée incessante. — Dyspnée excessive depuis une huitaine de jours. — Le malade a eu une très-petite épistaxis hier.

Le 9. L'érysipèle occupe toute la cuisse et commence à apparaître sur le mollet. — Exagération de tous les phénomènes d'hier; le malade peut à peine parler; il succombe dans le jour sans délire et sans perdre connaissance.

Autopsie. (Cette observation étant déjà très-longue, je ne rapporterai ici que l'état du foie et des reins.)

Foie augmenté de volume, un peu mou. Sa surface est lisse et uniforme; elle offre une coloration rosée pointillée de taches jaunes miliaires; même aspect à la coupe.

Reins augmentés de volume et décolorés à leur surface; celle-ci est lisse et ne présente plus de traces de l'ancienne lobulisation; elle offre un fond blanchâtre sur lequel on voit des points jaunes et des îlots de vaisseaux étoilés. A la coupe, décoloration générale. La substance tubuleuse a une teinte blanchâtre, légèrement rosée; la substance corticale offre une coloration jaunâtre parsemée de petites taches jaunes miliaires. — Vaisseaux sains. — Sur le trajet des artères spléniques et le long de la colonne vertébrale, ganglions volumineux, mous, friables, décolorés.

Hyperthrophie du ventricule gauche.

Taches ecchymotiques nombreuses sur toute l'étendue de la muqueuse des côlons.

Ex. microsc. Malgré un aspect gras peu prononcé, le foie contient une quantité considérable de graisse sous forme de gouttelettes ou granulations libres, ou bien contenues dans les cellules hépatiques. Quelques cellules déformées ou en partie détruites.

Les tubuli des reins contiennent des granulations grisâtres, des granulations graisseuses et des débris de cellules épithéliales. Hyperplasie légère de la substance conjonctive interstitielle; il existe un certain nombre de corpuscules de tissu conjonctif sous le champ du microscope.

Obs. VII. (Lancereaux). — Un homme de 34 ans, brocanteur, entre le 21 octobre 1859, dans le service de M. Laugier, pour s'y faire traiter d'une cécité presque complète et datant de plusieurs mois. Les pupilles sont dilatées; on ne constate aucune altération dans le champ pupillaire.

L'examen ophthalmoscopique n'a pas été fait; car le malade fut atteint, le 24, d'une épistaxis abondante, qui lui fit perdre environ 2 livres et demie de sang. A cette hémorrhagie, qui fut arrêtée difficilement, succéda un écoulement séro-sanguinolent, et en même temps et très-rapidement un œdème considérable de la face, des paupières, et enfin, de tout le corps. Jusque-là le malade n'avait éprouvé rien de semblable. Les urines, traitées par l'acide azotique, donnèrent un précipité des plus abondants.

Le 25, faiblesse intellectuelle, somnolence; le soir, violentes secousses dans les membres : le malade les compare à celles que détermine le passage d'un courant électrique. Dès ce moment, je pressentis une éclampsie albuminurique; il y eut, en effet, plusieurs accès convulsifs dans la nuit.

Le lendemain matin, le malade était dans le délire, au délire succéda un état comateux qui persista jusqu'à la mort, le soir du même jour.

A l'autopsie, on trouva une dégénérescence graisseuse des

reins; ces organes, un peu augmentés de volume, offraient une décoloration ou plutôt une tache jaunâtre, par plaques dissémi-nées, principalement au niveau des colonnes de Bertin. Cette al-tération, qui pouvait se rapporter au second degré, décrit par Bright, m'a permis de constater à l'examen microscopique, qu'elle tenait au dépôt des granulations moléculaires jaunâtres très-abondantes, renfermées dans les cellules épithéliales et dans les canalicules du rein. Quelques globules gras et quelques corps fusiformes, tels sont les autres éléments que je rencontrai en même temps.

La rate était volumineuse. Pas d'altération sensible des autres organes. Les deux rétines sont manifestement altérées, jaunâtres, épaissies et comme chargées de graisse. A l'œil nu, ou mieux en-core à l'œil armé d'une loupe, elles offrent en outre plusieurs petites taches vasculaires et comme ecchymotiques, taches arron-dies, jaunes, brunâtres, plus abondantes dans le voisinage de la pupille et de l'*ora serrata*.

L'examen microscopique permet de reconnaître que les taches jaunes sont constituées par des granulations moléculaires jaunâ-tres, excessivement abondantes, par des corpuscules granuleux ou amas de granulations, et encore par des gouttelettes d'huile assez nombreuses dans quelques points (1).

M. Cahen a vu, dans un cas, la muqueuse des voies respiratoires un peu rosée et piquetée de points rou-ges, depuis la trachée jusqu'aux dernières rami-fications bronchiques, visibles à l'œil nu (2).

Le même auteur et M. Imbert-Gourbeyre ont donné des faits d'apoplexie pulmonaire :

Obs. VIII. (Cahen). — Une jeune femme de 24 ans devient al-buminurique pendant sa grossesse; quelques jours avant d'ac-

(1) Métaxas. *De l'exploration de la rétine*. Paris, 1861, p. 112.
(2) Cahen. Thèse de Paris, 1846. Obs. IV, p. 28.

coucher, hémoptysies et convulsions; celles-ci continuent pendant le travail; la malade succombe à une péritonite.

Autopsie. Entre autres lésions, dégénérescence graisseuse des reins et ecchymoses sur les cuisses.

Le poumon droit offre à la base du lobe supérieur plusieurs noyaux imperméables, violets, circonscrits, arrondis (hémorrhagie pulmonaire); le lobe moyen en présente trois ou quatre; le lobe inférieur est hépatisé en rouge dans ses deux tiers postérieurs, mais autour existe une couche assez épaisse et régulière, formée par une infiltration sanguine, qui se confond insensiblement avec le tissu hépatisé, mais tranche net sur le reste du poumon, qui, en avant, est très-pâle. A gauche, quelques noyaux d'hépatisation rouge ou d'infiltration sanguine, arrondis, disséminés dans les deux lobes (1).

J'ai noté l'hémoptysie dans une de mes observations (V. 32, Obs. 12), mais je n'ai pas eu l'occasion d'observer d'hémorrhagie pleurale, et je n'en connais aucun exemple rapporté par les auteurs.

Pour me résumer, je dirai :

1° Des hémorrhagies des voies respiratoires, qui se rattachent aux affections rénales, les *épistaxis*, sont évidemment de beaucoup les plus fréquentes;

2° Elles sont remarquables par une grande tendance à se répéter;

3° Elles arrivent soit à une période peu avancée, soit à la fin de la maladie. — Dans le premier cas, elles semblent annoncer que le mal aura une marche rapide (Obs. IV et VI), et elles sont d'ordinaire peu abondantes; mais, dès ce moment, elles peuvent ce-

(1) Cohen. *Loc. cit.*, obs. V, p. 37.

pendant suffire à tuer le malade (Obs. XCVI, de Rayer, *Traité des maladies des reins*, t. 1.) — Dans le second cas, elles amènent la mort, ou bien elles précèdent des accidents nerveux urémiques, auxquels le malade va fatalement succomber.

4° Ces hémorrhagies nasales, dans la plupart de nos observations, coïncidaient avec la dégénérescence graisseuse des reins.

§ IV. — APPAREIL DE LA CIRCULATION.

M. Imbert-Gourbeyre a signalé une fois la présence d'ecchymoses à la surface du cœur (*Loc. cit.*, page 71), et dans un autre fait, M. Cahen a noté l'infiltration sanguine de la tunique externe de l'aorte, (*Loc. cit.*, p. 15, obs. 1.)

§ V. — APPAREIL DE LA DIGESTION.

Bright parle d'un individu qui, atteint de péricardite dans le cours d'une anasarque, perdait tout son sang par le nez, les poumons et les *intestins* (1).

Dans nos observations, il est fait mention d'ecchymoses ayant pour siége la muqueuse de l'estomac (Obs. III et V) et celle des côlons (Obs. VI).

Mais c'est à M. Imbert-Gourbeyre qu'on doit jusqu'ici les seuls faits intéressants d'hémorrhagie des voies digestives dans les maladies des reins. J'emprunte à cet auteur les deux observations suivantes :

(1) Pidoux. *Considérations sur la maladie de Brigth.* (*Union médicale*, 1855).

Obs. IX. — Une jeune femme de 28 ans, ayant ses règles, se mit à l'eau pour rattraper du linge emporté par le courant. C'était le 30 avril 1853. Ses règles se supprimèrent, ses urines devinrent sanguinolentes, et elle éprouva beaucoup de dysurie.

Elle se maria quinze jours après et devint rapidement enceinte; presque aussitôt anasarque généralisée, et en même temps saignement des gencives presque continuel.

Le 14 novembre, elle avorta de deux fœtus à six mois environ; pas d'hémorrhagie utérine. A partir de ce moment, cessation de l'hémorrhagie buccale; son état empira et elle mourut vers le milieu de décembre 1853. L'autopsie ne fut pas faite (1).

Obs. X. — *Albuminurie puerpérale et post-puerpérale.* — G. D....., âgée de 33 ans, accouchée le 1ᵉʳ octobre 1852. Durant sa grossesse, œdème considérable des jambes; à partir du troisième mois, attaques convulsives qui se répètent trois ou quatre fois par semaine, et qui durent jusqu'à quatre heures; les six derniers jours, épistaxis considérables.

Après être accouchée, elle passe une année en prison, très-mal portante : érysipèle de la face, pleurodynie, douleurs de reins, diarrhée fréquente.

Elle entre à l'hôpital de Clermont-Ferrand le 15 décembre 1853; elle est affectée d'une diarrhée dysentérique, qui cède promptement à l'ipéca. Elle avait un peu d'enflure aux pieds les premiers jours de son entrée. Ce n'est qu'au bout de dix jours que je constate ce fait, et que j'examine les urines pour la première fois, par acide et chaleur : elles ressemblent à de l'eau fortement colorée avec du sirop de groseille; trouble assez notable par acide; décolorées par la chaleur, deviennent d'un blanc sale, et l'on y voit se former de petits coagulums en grumeaux bruns, constituant le huitième du liquide; jusqu'au 22 février, examinées souvent, elles ont constamment présenté les *mêmes caractères.*

(1) Imbert-Gourbeyre. *Loc. cit.,* p. 61, obs. V.

Ayant constaté l'albuminurie, j'examinai attentivement la malade. Elle offre les symptômes suivants : douleurs dans les reins, les côtés et la jambe droite; céphalalgie frontale, bourdonnements, face légèrement bouffie, un peu décolorée; un peu de conjonctivite; vue se troublant facilement avec diplopie; nausées avec vomissements habituels de liquide aqueux; elle n'offre d'enflure nulle part ailleurs, qu'un peu de bouffissure à la face.

Elle raconte que, depuis sa couche, ses urines ont toujours été rouges; qu'étant à Thiers, elle urinait jusqu'à dix fois par nuit; ici trois ou quatre fois.

Le 5 janvier. Le matin, contracture du bras et de la jambe droite pendant une heure. La malade dit avoir eu souvent cela depuis huit jours, et que les roideurs qu'elle avait autrefois reviennent. — Teinture de Fowler, 5 grammes.

Le 24. Presque toujours alitée; a vomi beaucoup de sang et d'eau : un demi-verre de sang environ mêlé à 1 litre de liquide.

Le 29, continue à vomir du sang environ dans la même proportion; grande souffrance de l'estomac.

Le 30, attaque de contracture de trois à cinq heures du matin; les doigts étaient écartés et roides; mêmes vomissements.

Le 31. Attaque de contracture au moment de la visite; contracture des deux membres supérieurs et inférieurs du côté droit. Bras excessivement roide, immobilité de tous les articles; il est droit comme un bâton et écarté du corps sous un angle de 35°; les doigts sont fléchis, rapprochés les uns des autres; le pouce est logé sous l'arcade des doigts; poing entièrement fermé; tendons des poignets saillants; muscles du membre durs; même contracture du membre inférieur. Il est huit heures et demie du matin; l'attaque dure depuis six heures; la malade a toute son intelligence; elle se plaint beaucoup de l'estomac et du côté droit; même hématémèse (potion belladonée); ces contractures sont très-douloureuses; céphalalgie, vue trouble, constipation. Dans la journée, je suis témoin d'un redoublement d'attaque; le cou est roide; quand elle souffre beaucoup, elle perd par moment l'intelligence.

Du 1er février au 24, moment où j'écris, la femme Ducroix a eu tous les jours deux, trois et quatre attaques de contractures presque toujours du côté droit, durant une ou plusieurs heures; toujours la même hématémèse, avec la même proportion de sang; mêmes souffrances épigastriques et pleurodyniques; même trouble de la vue; mêmes urines colorées en sirop de groseille, avec la même proportion d'albumine; elle ne peut prendre aucune nourriture; elle vomit tout; cependant elle maigrit peu; il y a toujours un peu de bouffissure à la figure, mais pas d'œdème ailleurs; trois ou quatre fois depuis quinze jours a eu des convulsions cloniques alternant avec ses contractures. On a été obligé de l'attacher pour l'empêcher de tomber de son lit; à ce moment elle conserve toute son intelligence, et son état n'empire pas notablement malgré la gravité des symptômes; elle est toujours en traitement.

M. Imbert-Gourbeyre, entre autres réflexions, fait avec raison celle-ci, que cette observation est surtout curieuse au point de vue du symptôme hémorrhagie (1).

A ma grande satisfaction, j'apporte, pour compléter un peu cette étude, l'observation suivante remarquable par la multiplicité et la rareté des lésions.

Obs. XI. — *Albuminurie; anasarque; troubles de la vue; cachexie. Mort. — Dégénérescence amyloïde du foie et de la rate; hémorrhagies de la papille; entérorrhagie; ramollissement et infiltration sanguine des ganglions lymphatiques.*

La nommée B..., âgée de 57 ans, concierge, entre, le 23 août 1864, à l'Hôtel-Dieu; elle est couchée au n° 20 de la salle Saint-Antoine (service de M. le professeur Rostan, suppléé par M. Parrot, agrégé). On est généralement bien portant dans sa famille;

(1) *Loc. cit.,* p

elle-même n'a jamais été malade ; elle a habité pendant trois ans un rez-de-chaussée fort humide ; elle est souffrante depuis le mois d'avril, mais c'est seulement vers la fin de juin que son état s'est aggravé au point de l'obliger à cesser ses occupations.

Elle porte un goître qui date de douze ans, et qui a aujourd'hui le volume d'un œuf d'oie. Cette tumeur est partout également ferme et consistante, légèrement bosselée. Les veines qui rampent à sa surface sont notablement dilatées, de même les veines antéthoraciques. La poitrine est bombée au niveau du sternum. Une lame de poumon recouvre le cœur et rend difficile l'appréciation exacte de son volume, par la percussion ; mais sa pointe bat plus en dehors et plus bas que normalement ; on y sent un léger frémissement ; les battements sont tout à fait réguliers ; les bruits sont sourds et rudes ; la respiration est emphysémateuse.

Cette malade est obsédée depuis longtemps déjà (environ 4 à 5 mois) de maux de tête, elle a été surprise de voir sa vue diminuer et se troubler ; aujourd'hui il lui semble que les objets voltigent devant elle ; il lui est impossible de lire les plus grosses lettres du cahier de visite. L'aspect extérieur des yeux est normal, l'examen ophthalmoscopique n'est pas fait. La peau, qui est généralement décolorée, présente à la face une teinte jaunâtre ; la face et les paupières sont bouffies.

Vers la fin de juin dernier les jambes ont commencé à enfler ; aujourd'hui l'œdème leur a fait prendre des proportions monstrueuses ; il remonte en arrière jusqu'au tiers supérieur du thorax, en avant jusqu'aux mamelles ; aussi est-il difficile de fixer la limite inférieure du foie par la palpation ; mais à la percussion la sonorité reparaît au niveau du rebord costal, ce qui indique que cet organe a probablement son volume normal.

Les membres supérieurs sont également œdématiés jusqu'à leur racine.

L'estomac est distendu par des gaz ; jamais de vomissements ni de diarrhée ; l'appétit, qui s'est toujours maintenu bon, ne tarde pas à diminuer après l'entrée à l'hôpital.

Les urines sont très-abondantes et la malade insiste sur ce point; l'acide nitrique et la chaleur y déterminent un précipité blanc abondant.

Peu de phénomènes nouveaux se manifestèrent dans l'état de la malade. Dans les premiers jours de septembre elle commença à se placer dans le décubitus latéral droit, pour y demeurer jusqu'à la mort; l'œdème alors devint plus marqué sur le membre supérieur droit; peu de jours plus tard, un érythème assez prononcé se montra sur ce membre; la cachexie ne fit qu'augmenter, les digestions devinrent difficiles, mais sans vomissements; de la diarrhée se montra dans les derniers jours, et la malade succomba le 24 septembre, après une lente agonie, sans avoir eu ni délire, ni convulsions; jusqu'au dernier moment, on a constaté la présence, en grande quantité, de l'albumine dans l'urine.

Autopsie. — *Aspect extérieur.* Œdème considérable des membres supérieurs et inférieurs et des parois abdominales et thoraciques. Érythème du membre supérieur droit avec plaques gangréneuses. Un peu d'œdème du cuir chevelu, à droite.

Tête. Rien dans les méninges. Les ventricules sont dilatés par un liquide séreux; la substance blanche du cerveau est décolorée.

Rien dans les membranes ni les milieux oculaires. Injection et vascularisation des papilles, à la surface desquelles on voit de petites taches brunâtres constituées par du sang; vaisseaux à parois opalines et parsemées de petites taches jaunâtres; hémorrhagies et dégénération graisseuse des papilles (Ex. microsc.).

Thorax. Dans la plèvre droite, épanchement séreux ayant amené la compression du poumon, dont les lobes sont réunis par des fausses membranes; adhérences du poumon gauche à la paroi thoracique; emphysème des deux poumons; petite excavation dans le sommet droit.

Cœur. Hypertrophie concentrique du ventricule gauche, opacité des valvules, orifices suffisants, vaisseaux sains.

Abdomen. L'estomac est petit, sa muqueuse un peu rougeâtre, parsemée de plis saillants.

L'*intestin grêle* est sain dans toute son étendue. Le *cæcum* présente une coloration noirâtre; injection et vascularisation du côlon ascendant; le *rectum* contient environ un verre et demi d'un liquide noirâtre, fétide, formé par du sang putréfié; sa muqueuse est parsemée de petites taches noirâtres, ecchymotiques, très-nombreuses.

Les *ganglions abdominaux*, et surtout ceux qui sont compris dans l'épaisseur du mésocôlon iliaque, sont ramollis et friables; quelques-uns présentent une coloration noire, bleuâtre; vaisseaux plus volumineux, à parois opaques et parsemées de taches jaunâtres; la coloration noire bleue est due à du sang épanché (Ex. microscop).

Le *foie* a son volume normal : il n'est pas déformé, il est assez consistant. Sa capsule fibreuse est mince et adhérente en plusieurs points. A la coupe, comme à la surface, il présente un fond grisâtre sur lequel sont disséminés un grand nombre de petits points noirâtres ou un peu violacés, tous entourés d'une petite auréole rouge étoilée. Entre ces nombreux points on en voit d'autres moins nombreux et plus petits, grisâtres, transparents, disposés sous forme de points ou de lignes (dégénérescence amyloïde).

La *rate* est grosse, assez ferme, peu friable, amyloïde.

Les *reins* ont leur volume normal; leur forme est un peu arrondie. Leur capsule non épaissie se détache facilement sans déchirer la substance corticale. Celle-ci présente un aspect granulé; chacun des grains a le volume d'une tête d'épingle, et est entouré d'un cercle vasculaire. A la coupe, substance corticale très-manifestement atrophiée, substance tubuleuse d'apparence normale. La substance corticale est remarquable par sa coloration d'un fond grisâtre; pointillé de jaune. On y constate en même temps une vascularisation très-fine. Les bassinets, les uretères et les vaisseaux sont sains.

Utérus volumineux. Productions polypeuses dans la cavité du col et du corps. Trois corps fibreux dans l'épaisseur des parois qui sont épaissies et jaunâtres. Kyste séreux du volume d'un œuf

dans l'ovaire droit; un autre, gros comme une noix, dans l'o-
vaire gauche.

Corps thyroïde. Il a le volume du poing et est constitué par trois
lobes d'égale grosseur. Dans chacun d'eux on retrouve la trame
et l'élément physiologiques, et de plus un certain nombre de
kystes du volume d'une noisette ou d'un œuf. Les kystes contiennent une substance molle, élastique, analogue à de la géla-
tine ou à de l'albumine coagulée. L'un d'eux renferme une assez
grande quantité de sang. Dans quelques-uns on trouve des por-
tions osseuses provenant vraisemblablement de la membrane
enveloppante.

Enfin il me faut, en terminant, dire que M. Cahen a
vu du sang épanché dans le tissu cellulaire sous-péri-
tonéal (*loc. cit.*, p. 15, obs. 1), et que M. Blot a eu l'occasion d'observer une hémorrhagie du foie sous forme
de granulations noirâtres (th. de Paris, 1849).

Les faits qu'on vient de lire sembleraient prouver
que les hémorrhagies dépendant des lésions rénales
se font avec une fréquence à peu près égale sur tous
les points des voies digestives; mais ils sont trop peu
nombreux pour qu'on en puisse tirer des conclusions
rigoureuses. Quoi qu'il en soit, il est à remarquer que
ces hémorrhagies peuvent se produire, non-seulement
à la surface de la muqueuse digestive, mais aussi dans
l'épaisseur des glandes annexes.

On ne saurait non plus se prononcer sur le genre de
lésions rénales avec lequel elles coexistent le plus
souvent, puisque sur trois observations, une seule a été
suivie d'autopsie, et dans ce cas les reins avaient subi
la dégénérescence amyloïde.

§ VI. — Appareil de la génération.

G. Johnson, après avoir parlé de certaines hémorrhagies observées fréquemment par lui dans la maladie du rein avec urine albumineuse, dit : « Un autre symptôme analogue et qu'il faut rattacher à cette même condition est la ménorrhagie. Celle-ci est survenue dans une large mesure chez une de nos malades » (1).

Dès 1849, M. Blot (2) a établi de la façon la plus irréfutable l'influence de l'albuminurie sur les hémorrhagies qui surviennent après l'accouchement ; on lira, dans la thèse de cet auteur, plusieurs observations extrêmement curieuses, et entre autres l'obs. 19 (p. 88), dans laquelle les sinus utérins, bien que la matrice fût parfaitement rétractée, furent trouvés béants et ne renfermaient pas le moindre caillot.

Mais ce n'est pas seulement après l'accouchement qu'on voit survenir des hémorrhagies chez les femmes grosses albuminuriques. Souvent elles sont prises, dans le cours même de leur grossesse, de pertes sanglantes qui d'ordinaire amènent un accouchement un peu prématuré et quelquefois même déterminent l'avortement. Les observations suivantes ont trait à ces deux ordres de faits.

Obs. XII. — *OEdème des membres inférieurs ; urines albumineuses; hémoptysies, hémorrhagies utérines, dyspnée intense; accouchement à*

(1) *Disease of the kidney*, by G. Johnson. London, 1852, p. 76.
(2) Blot. Thèse inaugurale. Paris, 1849.

huit mois. — Mme X..... devient enceinte du 8 au 15 janvier 1864. Durant les deux premiers mois, vomissements presque continuels; puis, jusque vers la fin du cinquième mois, santé meilleure que jamais, appétit remarquable. A dater de ce moment, faiblesse et troubles de la vue, avec un certain degré de presbytie; essoufflement et dyspnée très-intenses; la dame X..... insiste beaucoup sur ce point, ainsi que sur des envies fréquentes d'uriner; urines peu abondantes et rouges, très-fortement albumineuses; œdème des pieds qui gagne rapidement les jambes et bientôt les cuisses et les grandes lèvres. Le matin, au réveil, la dame X..... expectore des crachats formés par un sang noir, ayant évidemment séjourné dans la gorge, et provenant peut-être d'épistaxis nocturnes se faisant par l'orifice postérieur des fosses nasales; plusieurs fois dans le jour crachats sanguinolents, parfois même sanglants, provenant sûrement du poumon. A partir de la mi-août, envies plus fréquentes encore d'uriner, et bientôt incontinence; en même temps hémorrhagies utérines assez abondantes se répétant parfois plusieurs fois par jour. Accouchement peu laborieux. Le 2 septembre, ni convulsions ni attaques d'éclampsie, suites de couches naturelles; quatre jours après l'accouchement l'urine est examinée et n'est plus trouvée albumineuse; rétablissement rapide de la santé, malgré la persistance des hémorrhagies utérines et des hémopthysies jusque vers le milieu d'octobre.

Pour donner plus de valeur à cette observation, je dois y joindre quelques détails : la délivrance ayant été mal faite par une sage-femme, un médecin, appelé deux heures après l'accouchement, dut introduire sa main dans la cavité utérine pour décoller la portion du placenta non extraite; il trouva celui-ci inséré, comme c'est l'ordinaire, sur le fond de la cavité utérine; ce fait ne permet donc pas de mettre les hémorrhagies survenues dans les derniers temps de la grossesse sur le compte d'une insertion vicieuse du placenta. Je dois dire aussi que, pendant et après sa grossesse, j'ai à plusieurs reprises minutieusement ausculté la dame X... sans avoir jamais pu découvrir dans sa poitrine rien qui puisse faire soupçonner une affection organique. Elle jouit actuellement encore de la plus parfaite santé. Son enfant, né très-faible, est aujourd'hui fort et vigoureux.

Obs. XIII. (Lancereaux.) La jeune B..., piqueuse à la mécanique, entre le 3 mai 1865 à l'Hôtel-Dieu, salle Saint-Antoine, n° 32 (service de M. le prof. Grisolle). Ses règles ont cessé il y a environ deux mois., à partir de ce moment, œdème des jambes qui s'est peu à peu généralisé. Il y a trois jours elle a été prise, subitement et sans cause connue, de pertes sanglantes très-abondantes qui ont continué depuis. Les urines sont très-albumineuses. Les pertes s'arrêtent promptement sous l'influence d'un traitement approprié, et la malade sort, vers la fin du mois, parfaitement guérie, sauf qu'elle reste albuminurique.

Tout porte à croire qu'il s'agit ici d'un avortement à deux mois ou deux mois et demi; et l'existence de l'albuminurie me fait incliner à penser que l'hémorrhagie a été *primitive* et non pas *consécutive*, qu'elle a été *cause* et non pas *effet*, comme c'est l'ordinaire.

Cependant il ne faudrait pas croire, d'après ce que je viens dire, que toutes les femmes enceintes albuminuriques soient vouées fatalement à l'accouchement prématuré, ou à l'hémorrhagie pendant ou après la grossesse. M. Lancereaux a eu l'occasion d'observer une femme atteinte d'amaurose, d'anasarque considérable, dont les urines étaient fortement albumineuses, et dont la grossesse arriva parfaitement à terme, et dont l'accouchement fut tout à fait naturel; cependant elle demeura albuminurique longtemps encore après sa couche.

Dans les hémorrhagies étudiées ci-dessus, nous avons dû reconnaître l'influence des dégénérescences des reins. Nous faudra-t-il donc faire exception pour les hémorrhagies de l'appareil de la génération et invoquer une cause autre que celle admise jusqu'ici par nous? Je ne le pense pas : la dégénérescence graisseuse des organes, chez la femme enceinte, est un fait aujourd'hui bien connu, et les reins n'échappent pas à cette altération générale, ainsi qu'il a été établi dans une thèse écrite sous l'inspiration de M. Lancereaux (1).

§ VII. — APPAREIL TÉGUMENTAIRE.

«La maladie du rein avec urine albumineuse est très-communément liée avec le *purpura*; c'est là un fait que j'ai observé plusieurs fois» (2). M. Imbert-Gourbeyre affirme ce même fait, M. Cahen a noté souvent les ecchymoses cutanées, et plusieurs de mes observations font mention d'ecchymoses siégeant soit sur la conjonctive, soit encore sur la muqueuse de l'estomac ou de l'intestin côlon.

Ainsi, malgré sa structure particulière et la densité

(1) A. Petit. *De l'Ictère grave pendant l'état puerpéral.* Thèse de Paris, 1864.
(2) G. Johnson. *Loc. cit.*

de son tissu, la peau peut, comme tous les autres organes, devenir le siége d'hémorrhagies dans le cours
des maladies des reins.

Pour cela je serais porté à penser que, dans les
mêmes conditions, des foyers hémorrhagiques peuvent
se former dans les muscles, organes bien moins résis-
tants que la peau; et que s'ils n'y ont pas encore été
signalés, cela tient probablement au peu de soin qu'on
apporte en général dans les nécropsies, à l'examen du
système musculaire.

Tous les tissus donc peuvent devenir le siége d'hémorrhagies dans les lésions rénales, et peut-être même
la moelle des os ne fait-elle pas exception à cette loi?

Dans cette étude les différents appareils ont été pas-
sés successivement en revue, et il résulte des faits ac-
quis, que les hémorrhagies *rénales* secondaires s'observent par ordre de fréquence : 1° dans le système
nerveux et les voies respiratoires; 2° dans les organes
de l'appareil de la génération et la peau ; 3° dans ceux
des voies digestives; 4° dans les organes circulatoires.

Par l'examen des faits, il est en outre facile de se
convaincre que ces hémorrhagies se rencontrent le
plus souvent dans les parenchymes (surtout le cerveau); qu'elles sont plus fréquentes à la surface des
muqueuses qu'à la surface des séreuses, et que parmi
les muqueuses, c'est celle des voies respiratoires qui y
paraît le plus prédisposée.

Ce même examen des faits montre que c'est surtout
dans la maladie de Bright qu'on rencontre ces hémor-

rhagies. Dans les observations que je rapporte, une seule, en effet, a trait à une cystite calculeuse avec dégénérescence kystique : j'ai parcouru avec soin les observations si nombreuses et si intéressantes du livre de M. Rayer, j'ai trouvé un seul cas d'hémorrhagie dans une néphrite simple ; il n'en est pas fait mention dans les dégénérescences kystique, cancéreuse, tuberculeuse, etc. M. Lancereaux, qui a eu l'occasion d'observer presque simultanément six cas de tuberculisation rénale, m'a dit avoir observé dans ces faits des symptômes typhoïdes, mais jamais de phénomènes hémorrhagiques.

C'est donc surtout et à peu près uniquement dans la maladie de Bright que l'on observe ces hémorrhagies, mais on sait que sous le nom de maladie de Bright, on range plusieurs lésions diverses : dégénérescence amyloïde et graisseuse, néphrite chronique.

Dans mes observations, la dégénérescence amyloïde est notée une seule fois, mais il n'est pas parlé de la néphrite chronique. C'est donc dans la dégénérescence graisseuse des reins que se rencontrent le plus souvent ces hémorrhagies,

Ce fait nous permettra, je pense, d'arriver à la découverte des conditions pathogéniques qui président à leur production.

G. Johnson reconnaît trois causes aux hémorrhagies dans les maladies des reins : 1° l'hypertrophie du ventricule gauche ; 2° l'altération du sang ; 3° l'opacité et la fragilité des petits vaisseaux.

L'hypertrophie du cœur ? Mais elle est notée dans toutes les observations de néphrite chronique de M. Rayer et cependant pas d'hémorrhagies.

L'altération du sang ? Il n'est pas douteux qu'elle existe aussi bien dans le cancer et le tubercule que dans la maladie de Brigth ; et cependant nous n'avons pas vu d'hémorrhagies dans ces affections.

L'opacité et la fragilité des vaisseaux ? Bien que nos observations soient incomplètes sur ce point, nous pensons cependant que l'altération graisseuse des vaisseaux déjà signalée en ce qui concerne les capillaires de l'encéphale (1), est une des principales causes de ces hémorrhagies, et ainsi s'explique leur fréquence plus grande dans les parenchymes et à la surface des muqueuses, puisque c'est là que se rencontrent les capillaires les plus fins et les plus facilement altérables.

Me voici arrivé au terme de cette étude déjà bien longue ; je vais tâcher d'en résumer les points principaux dans quelques propositions :

1° Tous les tissus peuvent devenir le siége d'hémorrhagies dans le cours des maladies des reins ; mais ces hémorrhagies se font de préférence dans l'épaisseur des parenchymes (surtout le cerveau) ou à la surface des muqueuses (surtout la pituitaire).

2° Ces hémorrhagies, dont le caractère le plus re-

(1) Voyez Lancereaux. *De la Thrombose et de l'embolie cérébrales.* Thèse de Paris, 1862.

marquable est une grande tendance à la répétition, arrivent ou à une période peu avancée de la maladie ou
bien lorsque celle-ci va se terminer. Dans le premier
cas elles sont ordinairement peu abondantes (ce sont le
plus souvent des épistaxis) et semblent indiquer que la
maladie aura une marche rapide. Dans le second cas
deux faits : *a*. Elles tuent le malade ou bien par leur
abondance ou bien parce qu'elles se font dans des organes importants. *b*. Si elles ne suffisent pas à amener la
mort, elles ouvrent la scène d'accidents dits *urémiques*
auxquels le malade succombe fatalement.

3° Ces hémorrhagies se rencontrent plus souvent dans
la dégénérescence graisseuse du rein que dans les autres
altérations de cet organe.

4° La dégénérescence graisseuse des capillaires paraît être la condition principale de leur production.

INDEX BIBLIOGRAPHIQUE

ABEILLE. — Traité des maladies à urines albumineuses et sucrées. Paris, 1863.

AVRARD. — Gazette médicale. Paris, 1853.

BASHAM. — Maladies des reins. London, 1862.

BECQUEREL. — Séméiotique des urines. 1841.

BLOT. — Thèse de Paris. 1849.

BONNAFONT. — Recueil de mémoires de médecine, de chirurgie et de pharmacie militaires, t. XXXIX. Paris, 1830.

BRAUN. — Ueber Eclampsie. Klinick der Geburtshülfe und Gynœkologie, von Chiari, Braun und Spœth. 1853.

BRIGHT. — Reports of medical cases selected with a view of illustrating the symptoms and cure of diseases by a reference to morbid anatomy. 1827.

CAHEN. — Thèse de Paris. 1846.

COOTE. — Union médicale. 1857.

CHRISTISON. — The Edimburgh med. and surg. journal. 1829.

Ch. DEVILLIERS et J. RÉGNAULD. — Arch. de méd. 1848.

J. FONTENELLE. — Archives de méd., t. XI, 1re série.

FORGET. — Gazette médicale. 1854.

FOURNIER. — De l'urémie. Thèse d'agrégation. 1863.

GOODFELOW. — Maladies des reins.

GUBLER. — Dictionnaire encyclopédique des sciences médicales, t. II. 1865. (Article Albuminurie.)

GRAVES. — A system of clinical medicen. 1843. Trad. française de Jaccoud. 1862.

GREGORY. — The Edimburgh med. and surg. journal. 1831. E. Archives de médecine, 1re série, t. XXVIII, XXIX et XXX.

HÉATON. — On different formes of granular diseases of the kidney. (London med. gaz. 1844.)

IMBERT-GOURBEYRE. — De l'albuminurie puerpérale et de ses
rapports avec l'éclampsie. 1856.

G. JOHNSON. — Disease of the kidney. London, 1852.

LANCEREAUX. — Thèse de Paris. 1862.

LATOUR. — Histoire philosophique et médicale des causes des
hémorrhagies. Paris, 1845.

LÉCORCHÉ. — Thèse de Paris. 1857.

LEGROUX. — Union médicale. 1853.

P. LÉVI. — Thèse de Paris. 1864.

MÉNIÈRE. — Archives de médecine. 1828.

MÉTAXAS. — Thèse de Paris. 1861.

PETIT. — Thèse de Paris. 1864.

PIDOUX. — Union médicale. 1855.

PORTAL. — Observations sur l'apoplexie.

RAYER. — Traité des maladies des reins. 1839.

TARDIEU. — Bulletin de la Société anatomique. 1841.

TODD. — Clinical lectures on certain diseases of the urinary
organs and on dropsies. London.

VALLEIX. — Guide du médecin praticien. 1860, t. IV.

VIEGER. — Gazette médicale de Strasbourg. 1854.

WILLIAM. — Clinical lectures delivered at University college
hospital. (London méd. gaz. 1845.) — Lancet, 1845.

VIRCHOW. — Pathologie cellulaire. Trad. de Y.-P. Picard. Paris,
1861.

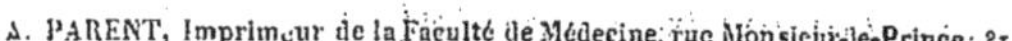